LES

MALADIES DES ENFANTS

ET LES

EAUX THERMALES

CHLORURÉES, SODIQUES

DE

SALINS-MOUTIERS

(SAVOIE)

PAR

Le Docteur C. LAISSUS

MÉDECIN-INSPECTEUR DES EAUX DE SALINS-MOUTIERS

Ancien Médecin-Inspecteur des Eaux de Brides-les-Bains
Chevalier de la Couronne d'Italie
Médecin consultant à Brides et Salins
Lauréat de l'Académie de Médecine de Paris
Médecin des Épidémies et de l'Hôtel-Dieu de Moutiers
Membre correspondant de la Société d'Hydrologie
de la Société de Médecine de Paris
des Sociétés de Médecine de Lyon, de Turin, de Chambéry
de l'Académie de Savoie, et de la Val d'Isère
Membre du Club Alpin de Tarentaise.

F. DUCLOZ, LIBRAIRE-ÉDITEUR

MOUTIERS
Grande-Rue et rue Cardinal

BRIDES-LES-BAINS
Avenue de la Source

1887

LES
MALADIES DES ENFANTS

ET LES

EAUX THERMALES

CHLORURÉES, SODIQUES

DE

SALINS-MOUTIERS
(SAVOIE)

PAR

LE DOCTEUR C. LAISSUS

MÉDECIN-INSPECTEUR DES EAUX DE SALINS-MOUTIERS

Ancien Médecin-Inspecteur des Eaux de Brides-les-Bains
Chevalier de la Couronne d'Italie
Médecin consultant à Brides et Salins
Lauréat de l'Académie de Médecine de Paris
Médecin des Epidémies et de l'Hôtel-Dieu de Moutiers
Membre correspondant de la Société d'Hydrologie
de la Société de Médecine de Paris
des Sociétés de Médecine de Lyon, de Turin, de Chambéry
de l'Académie de Savoie, et de la Val d'Isère
Membre du Club Alpin de Tarentaise.

F. DUCLOZ, LIBRAIRE-ÉDITEUR

MOUTIERS
Grande-Rue et rue Cardinal

BRIDES-LES-BAINS
Avenue de la Source

1887

Je dédie ce nouveau petit travail sur la station thermale de *Salins-Moûtiers* à tous mes confrères, mais surtout à ceux qui s'occupent plus spécialement des maladies si intéressantes de l'Enfance, convaincu qu'ils trouveront dans nos Eaux si puissantes, les ressources thérapeutiques les plus précieuses.

MOUTIERS (Savoie), le 25 mars 1887.

Dʳ C. LAISSUS,

MÉDECIN-INSPECTEUR.

I

---×+×---

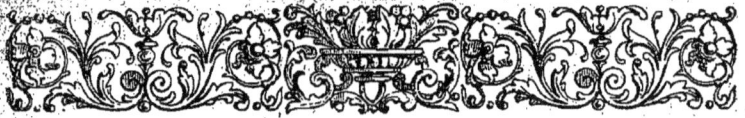

Dès que les Eaux de Salins-Moutiers furent
utilisées dans un but thérapeutique, on les
reconnut très efficaces dans les maladies de
l'*enfance*. Mes prédécesseurs, dans l'inspection
médicale de ces eaux, ont été unanimes à reconnaître cette efficacité. « On ne saurait croire, dit
« le docteur Savoyen, dans une des premières
« brochures publiées sur ces Eaux, en 1843, les
« effets merveilleux obtenus par l'usage de ces
« Eaux, dans les cas de débilitation générale chez
« les enfants, de disposition à l'incurvation des
« membres ou de toute autre partie de la char-
« pente osseuse, de retard, de défaut de dévelop-
« pement de l'organisation entière, si ordinaires
« à cet âge et si peu curables par les autres res-
« sources de la médecine. »

Plus tard, en 1857, le docteur Trésal disait, dans un de ses bulletins, que les Eaux de Salins sont les Eaux des enfants. A mon tour, dans ma première notice sur Salins, en 1869, je m'exprimais ainsi : « Aussi ces Eaux conviennent-elles « souverainement aux enfants, soit comme *pro-* « *phylactiques* ou *préventives* pour fortifier l'orga- « nisme et le prévenir contre l'imminence d'alté- « rations humorales qui sont d'autant plus fré- « quentes à cet âge que le développement orga- « nique est plus rapide et plus puissant, soit « comme *curatives* de maladies confirmées (1). »

Mes nombreuses observations ultérieures n'ont fait que confirmer cette manière de voir ; aussi, me crois-je autorisé, après une expérience personnelle de plus de vingt-cinq ans, à dire de nouveau que les Eaux thermales de Salins-Moutiers sont douées d'une efficacité remarquable dans un grand nombre de maladies des *enfants*. Loin de moi la pensée de vouloir établir que c'est là leur spécialité ; en effet, j'ai démontré ailleurs leur action également salutaire dans toutes les affec- tions chroniques marquées, au coin de la faiblesse et de l'anémie, et surtout dans les maladies chro- niques utérines. (Voir mes diverses brochures (2).

---

(1) *Notice historique, chimico-physique et médicale, sur les Eaux thermales, chlorurées sodiques, de Salins-Moutiers.* Paris, J.-B. Baillière et fils, 1869.

(2) *De l'emploi combiné des Eaux de Brides et de Salins dans les affections utérines chroniques.* Paris, J.-B. Baillière, 1880.

Néanmoins, il faut reconnaître leur supériorité d'action bienfaisante dans la pathologie *infantile*, surtout quand on les compare avec d'autres eaux minérales analogues, mais froides, et même avec les bains de mer, qui ne conviennent pas toujours à l'enfance, comme nous le verrons ci-après.

La station de Salins-Moutiers, qui a été trop négligée jusqu'ici, va prendre, nous l'espérons, un nouvel essor sous la direction active et intelligente de son nouveau propriétaire qui comprendra qu'il est de son intérêt et de celui des Eaux de faire des sacrifices sérieux en faveur de cette station d'avenir qui a un besoin urgent qu'on s'occupe d'elle, en y créant, dans le plus bref délai possible, un établissement plus complet, un parc, des ombrages, des promenades, des jeux, des appareils gymnastiques, etc., pour les enfants qui doivent rester la plus grande partie de la journée en plein air, pour profiter de la salubrité de l'atmosphère alpestre.

I

Les Eaux thermales de Salins-Moutiers sont situées à Salins même, petit village peu distant de la ville de Moutiers, chef-lieu de sous-préfecture du département de la Savoie. Les sources sortent sur la rive droite du Doron, au pied d'un grand roc calcaire ; connues depuis longtemps sous le nom de *grande* et de *petite source*, elles alimentaient anciennement les salines de Moutiers, et ne servent plus maintenant qu'à l'établissement thermal, construit en 1841, et contenant vingt-trois cabines de bains, deux cabinets de douches et sept piscines.

L'altitude de Salins, au-dessus du niveau de la mer, est de 492 mètres ; la température moyenne, pendant l'été, est de 20 à 25° centigrades ; l'air est très pur, la population est belle et les épidémies y sont inconnues.

On y arrive par le chemin de fer P.-L.-M., section du Mont-Cenis, que l'on quitte à la station d'*Albertville*, d'où des omnibus, des dilligences et des voitures particulières conduisent rapidement les baigneurs à destination, à travers la pittoresque vallée de l'Isère. Bientôt la voie ferrée sera continuée jusqu'à Moutiers, à quelques minutes de Salins-Moutiers.

Les Eaux minérales de Salins sont *chaudes* ; leur température est de 35 à 37° centigrades, elles sont également *gazeuses* et contiennent principalement du gaz acide carbonique ; limpides et franchement *salées*, elles ne sont pas trop désagréables à boire, et sont absorbées facilement même par les enfants ; elles marquent 2° environ à l'aréomètre ; leur volume est considérable. En effet, d'après un rapport récent de M. Jacquot, inspecteur général des mines, le volume serait de 2,430 litres à la minute, soit 35,000 hectolitres par vingt-quatre heures, chiffre qui représente un

peu plus du vingtième du débit de toutes les
sources exploitées en France (1). Cette quantité
prodigieuse nous permet de donner tous les bains
à *courant continu*, ce qui constitue déjà une supériorité spéciale des Eaux thermales de Salins-
Moutiers sur les autres eaux minérales de la
France et de l'étranger.

Des [expériences personnelles, faites en 1868 et
1869, m'ont démontré que les Eaux thermales de
Salins-Moutiers dégagent beaucoup d'électricité,
comme il était aisé de le prévoir, d'après ce qui
se passe dans la réaction chimique des corps
entre eux.

La première analyse de ces Eaux a été faite en
1809, par M. Berthier, qui était alors professeur
à l'École des mines de Moutiers, sous le premier
Empire, et a donné les résultats suivants pour
un litre :

Acide carbonique libre	0.68
Carbonate de fer	0.15
Carbonate de chaux	0,75
Sulfate de chaux	2.40
Sulfate de magnésie	0.52
Sulfate de soude	0.98
Hydrochlorate de magnésie	0.30
Hydrochlorate de soude (sel marin) . . .	10.22
Hydrochlorate de fer	0.01

Depuis la publication de cette analyse, on a
découvert dans nos Eaux de nouveaux principes

(1) *Mémoire sur les stations d'Eaux minérales de la France*, par
M. Jacquot, inspecteur général des mines. Paris 1885. Impri-
merie nationale.

minéralisateurs doués d'une action thérapeutique précieuse. Ainsi, en 1836, Reverdy, de Moutiers, découvre, en nos sources, la *potasse* et le *brome*; en 1840, Calloud Fabien y signale l'*iode* et, en 1858, Charles Calloud y trouve l'*arsenic* à l'état d'*arséniate* de *chaux* et de *fer*, en même temps que Savoyen constate la présence des sels de *cuivre* et de *manganèse* dans nos Eaux. Quelque temps après l'annexion de la Savoie à la France, le *chlorure de lithium* est découvert dans les Eaux de Salins-Moutiers, par M. Langrogniet, au moyen de l'analyse spectrale. (Voir ma dernière brochure. (1)

Une analyse officielle, lue à l'Académie de médecine le 29 décembre 1863, ne présente rien de nouveau, parce que malheureusement elle a été pratiquée loin des sources thermales, malgré nos réclamations réitérées; elle constate néanmoins que les dépôts ocreux formés dans les bassins sont abondants et renferment des proportions considérables d'arsenic. « Quant aux Eaux-Mères « des salines de Moutiers, dit le rapport officiel, « elles marquent 30° à l'aréomètre; elles sont forte- « ment colorées en jaune et renferment de l'*iode* « en proportion assez forte, pour que la présence « de ce corps soit constatée directement dans « ces Eaux (2). »

---

(1) *Les Eaux thermales de Salins-Moutiers.* 1884.
(2) Extrait du *Bulletin de l'académie de médecine* du 15 janvier 1864.

On voit donc clairement par ce qui précède que nos Eaux thermales de Salins-Moutiers offrent une richesse de minéralisation exceptionnelle qui leur permet de lutter avantageusement avec les eaux chlorurées les plus célèbres de la France et de l'étranger, voire même avec les bains de mer, dans certains cas donnés, comme nous le verrons plus bas. C'est d'ailleurs l'opinion de tous les auteurs et de tous les savants qui connaissent nos Eaux :

« Analogues aux Eaux de Bourbonne, de « Bourbon-l'Archambault, de Balaruc, les Eaux « de Salins-Moutiers, dit le docteur Mélier, dans « un rapport spécial, contiennent deux fois et « quatre fois les principes salins des premières. « C'est une mer chaude dans les Alpes. Nulle « part la thérapeutique ne rencontre des res- « sources pareilles. »

D'après l'éminent hydrologue Rotureau, nos Eaux peuvent remplacer avantageusement celles de Nauheim, de Kreusnach, dont l'Allemagne est si fière (1).

Le célèbre professeur Hamberg, de Stockhlom, qui a visité nos eaux, il y a quelques années, s'exprime ainsi dans sa brochure sur les eaux de la Savoie : « L'Eau de Salins est thermale à 35°, « saline et iodurée, elle est d'une action et com- « position analogues aux eaux de Nauheim et de

---

(1) *Examen comparatif des principales Eaux de l'Allemagne et de la France*, p. 51.

« Kreusnach ; cette dernière pourtant n'est pas
« thermale et diffère de Salins en ce qu'elle
« manque de sulfates (1). »

Dans ses belles leçons sur les Eaux minérales,
le regretté professeur Gubler a consacré définiti-
vement la réputation des Eaux de Salins, en
disant que « ce sont les plus *riches eaux chloru-*
« *rées sodiques* qui existent, et que ni l'Espagne,
« ni l'Italie, ni même l'Allemagne, qui se glorifie
« de Kreusnach, de Hombourg, de Nauheim, de
« Kissingen, ne peuvent en fournir d'aussi pré-
« cieuses, toutes leur sont inférieures. »

Je terminerai enfin par le témoignage précieux
d'un savant clinicien, le docteur Noël Gueneau de
Mussy, dont la médecine déplore la perte
récente, et qui me disait dans une de ses lettres :
« Vos Eaux de Salins sont très intéressantes par
« leur thermalité qui les mettrait au-dessus de
« Salins-Jura et de Kreusnach, si elles offraient
« les mêmes ressources balnéaires et les mêmes
« agréments que cette dernière station. »

II

Les principales sources minérales chlorurées,
rivales de nos Eaux, sont celles de Salies de
Béarn et de Salins-Jura, en France ; de Nauheim
et de Kreusnach, en Allemagne, et enfin les eaux

(1) *Aix-les-Bains* M. F. L. Kurorter J. Savoyen of N. P.
Hamberg.

de mer. Nous allons les étudier comparativement, en disant peu de choses des eaux allemandes auxquelles tout médecin français, digne de ce nom, doit préférer les eaux nationales analogues et les conseiller à ses clients, sous peine de forfaiture au patriotisme et souvent à l'opportunité thérapeutique.

Il faut tout d'abord reconnaître avec le professeur Gubler que la *densité* de la solution saline n'est pas la seule condition d'activité d'une eau minérale, témoin les eaux de Néris et d'Évian, qui, quoique très peu minéralisées, n'en sont pas moins actives, et que la *thermalité* et la *présence des gaz* ont une importance considérable dont il faut tenir un grand compte dans la juste appréciation d'une eau minérale. En effet, la chaleur, surtout naturelle, est un des éléments primordiaux de la vie et de l'organisation ; c'est une des formes de la *force*, d'après les théories modernes, et on n'ignore pas qu'elle accroît l'énergie et peut même déterminer la manifestation des actions chimiques et électriques dont elle est quelquefois aussi le résultat (1).

Il en est de même de la *présence des gaz* qui viennent ajouter leurs propriétés particulières à celles des véhicules qui les contiennent et qui souvent leur communiquent un cachet spécial. La

---

(1) *Dictionnaire encyclopédique* de Dechambre, t. XIV, article de M. Gavarret.

thermalité naturelle et l'existence native des gaz dans une eau minérale sont donc des qualités de premier ordre que les moyens artificiels, tant perfectionnés soient-ils, ne peuvent ni imiter fidèlement ni remplacer, et qui impriment à cette eau minérale une manière d'être profonde, intime et *vivante*, qui souvent en fait tout le prix. En conséquence, on ne peut nier que les eaux minérales *thermales* et *gazeuses* ne soient plus actives que celles qui ne le sont pas. Or, c'est précisément le cas particulier de nos Eaux minérales de Salins-Moutiers qui sont *gazeuses* et *thermales*, tandis que celles de Salins-Jura et de Salies de Béarn sont froides et ne renferment pas de gaz.

On m'objectera que si ces eaux ne sont pas chaudes ni gazeuses, elles contiennent, en revanche, une bien plus grande quantité de *chlorure de sodium* que les nôtres ; cela est vrai, mais cela importe peu, car il n'est pas prouvé que l'action d'une eau minérale soit en raison directe de sa saturation, comme il a été dit plus haut. D'ailleurs, selon quelques auteurs, les solutions salines sont absorbées ou ne le sont pas, suivant que leur degré de concentration est inférieur ou supérieur à celui des sels contenus dans le sang dont la quantité ne dépasse pas 8 grammes (1) ; il importe donc peu qu'une eau minérale contienne, par litre, 216 grammes de chlorure de sodium

---

(1) Voir le *Lyon médical* du 20 février 1869, p. 310.

SALINS-JURA
ANALYSE REVEIL [1]

	GRAM.
Chlorure de sodium..	22,74516
id. de magnésium.....	0,87013
id. de potassium.....	0,25652
Bromure de sodium.............	0,03065
Iodure de sodium....)	
Carbonate de chaux..)	traces
id. de magnésie......)	
Sulfate de chaux.....	1,41667
id. de potasse...	0,68080
Total.....	**25,99993**

Gaz : 00
Densité : 1,024.
Température : 11° 5 cent.
Débit en vingt-quatre heures : 1,800,000 litres.
Altitude : 330 mètres.

SALIES DE BÉARN
ANALYSE HENRY OSSIAN [2]

	GRAM.
Chlorure de sodium...	216,020
id. de potassium.	2,080
id. de calcium..)	
id. de magné- (	non appréciés
sium...)	
Sulfate de soude....)	
id. de potasse..)	
id. de magnésie..)	9,750
id. de chaux....)	
Bromure alcalin...)	traces fort légères
Phosphate, silice, alumine.............	1,050
Oxyde de fer et matières organiques...)	
Bicarbonates de chaux et magnésie.....)	5,500
Total.....	**233,406**

Gaz : 00
Densité : 1,208
Température : 14° 9 cent.
Débit en vingt-quatre heures : 460 hectolitres.
Altitude : 120 mètres.

SALINS-MOUTIERS
ANALYSE LACHAT [3]

	GRAM.
Chlorure de sodium.....	11,21
id. de magnésium.	0,32
id. de fer........	0,11
Sulfate de chaux	2,66
id. de soude.......	1,06
id. de magnésie..	0,58
Carbonate de chaux.....	0,81
id. de fer........	0,13
Bromures,iodures de potassium, arséniates...)	traces
Total.......	**17,67**

Chlorure de lithium ; 0,015 (Langrognet.)
Acide arsénique : 0.012 (Calloud.)
Cuivre et manganèse : traces (Savoyen.)
Gaz acide carbonique libre : 0,79
Densité : 2°.
Température : 34° à 37°.
Débit en vingt-quatre heures : 35,000 hectolitres. (Jacquot.)
Et selon Pelletan : 5,826,240 lit.
Altitude : 500 mètres environ (Alpes.)

KREUSNACH
ANALYSE LOVIG (ELISENQUELL) [4]

	GRAM.
Chlorure de sodium ...	8,745
id. de calcium....	1,600
id. de magnésium.	0,488
id. de potassium..	0,074
id. de lithium....	0,073
Bromure de magnésium	0,033
id. de sodium ...	0,000
Carbonate de chaux....	0,203
id. de magnésie..	0,012
id. de protoxyde de fer.	»
Silice.............	0,015
Phosphate d'aluminium	0,003
Total	**11,256**

Gaz : 0
Densité :
Température : 9° cent.
Altitude : 110 mètres.

BAINS DE MER
ANALYSES LAGRANGE, VOGEL ET LAURENT [5]

	OCÉAN	MÉDITERRANÉE
	GRAM.	GRAM.
Chlorure de sodium.......	26,640	27,226
Chlorure de magnésium.....	5,863	6,140
Sulfate de magnésie......	6,465	7,020
Sulfate de chaux	0,150	0,130
Carbonate de chaux et magnésie......	0,200	0,200
Potasse........	0,000	0,010
Iode	0,000	quant. indét.
Totaux...	**39,524**	**40,72**
Gaz acide carbonique.....	0.230	0,20
Température moyenne.....	16°	22°

(1) *Dictionnaire encyclopédique*, Déchambre, tome VI (3me série).

(2) *Dictionnaire encyclopédique*, Déchambre, tome VI (3e série).

(3) *Ma notice de 1869.*

(4) *Dictionnaire général des eaux minérales*, tome II.

(5) *Traité des eaux minérales de Petrequin et Socquet*, p. 252

comme Salies de Béarn, ou 22 grammes comme Salins-Jura, ou 11 grammes comme Salins-Moutiers ; d'autre part, le *chlorure de sodium*, quoiqu'il soit l'élément principal des eaux chlorurées sodiques, ne doit pas revendiquer à lui seul la totalité d'action de ces eaux minérales, et il faut faire la part des autres principes minéralisateurs qui entrent dans leur composition. Or, sous le rapport de la puissance et de la variété de minéralisation, nos Eaux thermales de Salins-Moutiers n'ont rien à envier à leurs rivales de la France et de l'étranger, ainsi qu'aux bains de mer, comme on le verra dans le tableau ci-contre.

Ce tableau comparatif est intéressant et instructif à plus d'un titre.

1° Au point de vue de la minéralisation, il démontre que si nos Eaux ne sont pas supérieures à leurs congénères par la *quantité* de *chlorure de sodium* qu'elles contiennent, ce qui est peu important, elles le sont par la *variété* et la *qualité* des autres éléments minéralisateurs qu'elles renferment, tels que l'*arsenic*, le *fer*, le *chlorure de lithium*, le *cuivre* et le *manganèse*, le *gaz acide carbonique*, etc. qui ont une signification thérapeutique très marquée et qu'on ne retrouve pas ailleurs.

2° Nos Eaux de Salins-Moutiers sont *gazeuses*, tandis que celles de Salins-Jura, de Salies de Béarn et de Kreuznach ne le sont pas ; de plus, ces trois dernières eaux sont *froides*, et les nôtres

sont *thermales* (37°) ; Cette double et précieuse qualité de la *thermalité* et des *gaz natifs* constitue
un avantage incontestable de nos Eaux sur leurs
rivales, voire même sur l'*eau de mer*, surtout au
point de vue de leur usage *interne*, ce qui a fait
dire avec justesse au Prof. Gubler, dans ses belles
leçons sur le traitement hydriatique des maladies
chroniques : « L'Eau de Salins-Moutiers est pré-
« férable pour l'usage *interne*, semblable en cela
« à la source de Nauheim, tandis qu'il serait im-
« possible de prendre à la fois plus d'une ou deux
« cuillerées d'eau]de Béarn, ou d'un demi-verre
« d'eau de Salins-Jura (1). »

3° Nos Eaux de Salins-Moutiers sont situées à
près de 500 mètres d'altitude au-dessus du niveau
de la mer, tandis que Salies de Béarn n'est qu'à
120 mètres, Kreusnach à 110 mètres et Salins-Jura
à 330 mètres. Cette situation de nos Eaux thermales, au milieu des Alpes, dans un pays des plus
pittoresques, à proximité de magnifiques glaciers,
est un adjuvant puissant de la cure thermale et
leur permet de lutter fructueusement avec leurs rivales et même avec le bain de mer, car il est ad-
mis généralement, dans le monde scientifique, que
l'air vivifiant, ozoné (2), pur des montagnes qui ne
contient que fort peu de microbes, remplace avan-

---

(1) *Traitement hydriatique.* p. 15.

(2) L'*ozone* est l'ennemi mortel des microbes qui sont en très
petite quantité dans l'air des montagnes où l'ozone se trouve
abondant.

tageusement l'atmosphère maritime (1). A ce propos je renouvellerai le vœu émis dans plusieurs de mes brochures antérieures, exprimant le désir que l'administration de l'assistance publique de Paris, ainsi que celle des grands hôpitaux de Lyon dont nous sommes voisins, se déterminent à installer dans nos Alpes, à Salins-Moutiers, un service hospitalier pour les enfants scrofuleux et rachitiques, comme cela a été pratiqué sur les bords de la mer ; je ne doute pas, pour ma part, que les résultats qu'on obtiendrait ne soient au moins aussi favorables que ceux obtenus sur les bords de la Méditerranée et de l'Océan, et en même temps beaucoup moins onéreux. Il serait à souhaiter que la nouvelle direction de nos Eaux se mît en rapport, le plus promptement possible, avec les administrations hospitalières des grands centres de population, de Lyon surtout, afin de mener à une exécution rapide ce projet qui me paraît digne du plus haut intérêt. Si le nord de la France possède un hôpital à Bœrk-sur-Mer, sur l'Océan, si le Midi en possède un autre sur les bords de la Méditerranée, il me paraîtrait juste que la région de l'Est eût aussi une installation hospitalière, pour nos enfants, au milieu de nos montagnes, dans une station balnéaire dont [les Eaux remplacent avantageusement les bains de

---

(1) Voir l'article *altitude* du Dr Le Roy, de Méricourt, dans le Dict. encycl. de Dechambre.

mer. Notre pays, c'est-à-dire la Tarentaise, bien
connue du Club alpin de France, est d'ailleurs un
centre de *stations* de *montagnes* plus ou moins
élevées sur lesquelles j'ai appelé l'attention du
public en 1884, et qui pourraient facilement remplacer celles de la Suisse (1), si les Savoyards
savaient utiliser leur intelligence chez eux comme
ils le font à l'étranger.

4° Il résulte enfin de l'examen du tableau comparatif des Eaux minérales ci-dessus, que nos
Eaux de Salins-Moutiers sont d'une abondance
extraordinaire et que leur volume est infiniment
supérieur à celui des autres sources de Salies de
Béarn, de Salins-Jura et de Kreusnach. A ce
propos, M. Jacquot, inspecteur général des mines,
s'exprime ainsi dans son mémoire déjà cité :
« Si la plupart des sources exploitées en France
« n'ont pas un débit considérable, en revanche, il
« y a quelques localités où l'eau minérale afflue
« en masse prodigieuse, de façon à former de
« véritables torrents. Sous ce rapport, Salins-
« Moutiers, en Tarentaise, est le point le plus
« remarquable. La source chaude, chlorurée,
« sodique de l'établissement n'est autre que celle
« qui alimentait anciennement les salines de
« Moutiers ; elle a un volume qui représente un
« peu plus du *vingtième* du débit de *toutes les*

---

(1) *Essai sur les stations de montagnes en Tarentaise* par l'auteur
Moutiers 1884.

« *sources* exploitées en France (1). » Le volume
énorme de nos Eaux, sur lequel je n'insisterai
pas, nous permet de donner *tous* nos bains à
eau courante, ce qui constitue une supériorité
incontestable des Eaux de Salins-Moutiers sur les
autres eaux minérales congénères de la France et
de l'étranger.

Pour résumer cet examen, je répéterai avec
Gubler qu'il faut toujours citer, quand il s'agit des
Eaux de Salins-Moutiers, qu'il avait étudiées sur
place et dont il a consacré la réputation scientifique : « Température élevée, minéralisation con-
« centrée, gaz en dissolution, quantité déversée
« chaque jour, tels sont les caractères supérieurs
« de ces Eaux qui leur valent le premier rang
« parmi les eaux chlorurées sodiques et leur assu-
« rent un glorieux avenir. Injustes jusqu'ici par
« l'oubli que nous en avons fait, sachons aujour-
« d'hui réparer notre tort et reconnaître tout le
« prix qu'elles ont droit de nous réclamer. »

III

On administre les Eaux de Salins-Moutiers en
boisson, pastilles ou *tablettes, bains, douches, irri-
gations, pulvérisations, boues minérales, eaux-mères* et *applications externes*.

Ingérée à petite dose, cette eau minérale a une

---

(1) *Mémoire sur les stations d'Eaux minérales*, p. 7.

action *tonique* et *reconstituante*; elle excite l'appétit, stimule l'estomac et favorise le travail de l'assimilation ; elle possède sur l'eau de mer et sur les eaux de Salins-Jura et de Salies de Béarn, l'avantage d'être bien tolérée par les voies digestives et de ne pas provoquer de vomissements, probablement parce qu'elle est gazeuse et thermale ; on peut d'ailleurs la mélanger sans inconvénient avec du lait ou un sirop quelconque.

Si la dose de l'eau minérale est portée à plusieurs verres, elle détermine la soif, amène la salivation et provoque des évacuations alvines et une diurèse abondantes ; ce dernier mode d'administrer les eaux est *exceptionnel*, et ne doit être employé que d'après l'avis du médecin.

Les *tablettes* ou pastilles, formées avec le dépôt naturel des eaux, très ferrugineux et arsenical, jouissent de l'action des principes qu'elles contiennent ; on pourrait fabriquer de même, comme je l'indiquais dans mon premier travail sur les Eaux de Salins, en 1869, des *dragées*, des *sels*, du *sirop*, du *vin*, de l'*élixir*, des *biscuits*, etc., à l'Eau de Salins, qui seraient, je le crois, très appréciés, surtout dans la médecine infantile.

Prises en bains, les Eaux de Salins-Moutiers stimulent la peau et lui donnent un surcroît d'activité fonctionnelle; à peine immergé dans l'eau thermale, le corps se couvre d'une quantité de petites bulles de gaz qui, effacées avec le doigt, se reforment instantanément et ressemblent à des milliers de ventouses microscopiques disséminées à sa surface ; la peau rougit, la circulation devient plus rapide et le besoin d'uriner se fait sentir plus fréquemment. Si le bain est prolongé, il se produit quelquefois des bouffées de chaleur à la tête, surtout chez les personnes douées d'un tempérament sanguin, ce qui est très rare dans l'enfance. Au sortir du bain, on est plus alerte et plus fort ; le corps, comme animé d'une nouvelle vie, est plus dispos aux mouvements et se trouve capable de supporter de plus grands efforts ; en somme, le bain de Salins communique à l'organisme une stimulation énergique, un remontement général ; aussi la plupart des enfants qui suivent la cure thermale sont-ils alors, au dire de leur entourage, plus énervés, plus excitables et plus remuants qu'à l'ordinaire, ce qui, heureusement, ne dure pas longtemps.

Les douches, bains et applications d'*Eaux-Mères* et de *boues minérales*, jouissent également d'une action *tonique* et *reconstituante* et souvent très *résolutive*, selon leur mode d'administration.

La cure, pour être efficace, doit être de longue durée, et ne pas être assujettie aux vingt et un jours traditionnels de la mode et de la routine.

IV

Les Eaux de Salins-Moutiers sont donc des eaux éminemment *toniques*, *reconstituantes* et

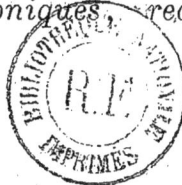

résolutives. Nous allons passer en revue les diverses maladies *infantiles* qu'elles peuvent combattre avec efficacité, en commençant par les affections sur lesquelles elles ont une action pour ainsi dire *spéciale.*

1° AFFECTIONS DU SYSTÈME LYMPHATIQUE.
SCROFULE.

Les maladies du système lymphatique sont le triomphe des eaux chlorurées en général et de celles de Salins-Moutiers en particulier. En effet, depuis la simple exagération du tempérament lymphatique, qui n'est pas une maladie, jusqu'aux désordres les plus profonds, produits par la *scrofule,* que l'on peut considérer comme l'affection lymphatique, portée à sa plus haute puissance, toutes ces altérations sont justiciables de l'action bienfaisante de nos Eaux. Le tempérament lymphatique, prédominant chez les enfants, les prédispose tout naturellement aux maladies de ce système, qui surgissent de préférence aux périodes principales de l'évolution organique, telles que la *dentition,* la *croissance* et la *puberté.* Nos Eaux de Salins-Moutiers, comme je le disais dans mon livre de 1869, agissent comme *prophylactiques* et comme *curatives.* Leur action *prophylactique,* c'est-à-dire *préventive,* est bien précieuse dans les cas fréquents d'imminences morbides qui sont sous l'influence d'une constitution lymphatique et qui désolent tant de familles. En remontant, en

corrigeant les tempéraments délicats, nos Eaux
chlorurées chaudes, arsenicales et ferrugineuses,
impriment à l'organisme une direction salutaire
et lui communiquent souvent un degré de résis-
tance capable de lutter avantageusement contre
les accidents redoutés ; cette médecine préventive
est toute puissante, et l'on s'épargnerait bien des
regrets et bien des chagrins si l'on savait et si l'on
pouvait la mettre en pratique plus souvent, surtout dans les grandes villes où la force vitale est
moindre que dans nos campagnes. On sait que
les affections scrofuleuses sont nombreuses et
qu'elles peuvent attaquer les différents tissus,
envahir la peau, les muqueuses, le tissu cellulaire,
les ganglions lymphatiques, les os et même les
viscères (1); une longue expérience nous a démontré l'efficacité réelle de nos Eaux dans les
diverses manifestations de la scrofule, surtout
chez les enfants et les adolescents. Ainsi, on les
conseille avec succès aux jeunes sujets atteints
d'*ophtalmies* scrofuleuses, de *coryzas* scrofuleux,
d'*ozène*, d'*otites* à suppuration prolongée, dans les
inflammations chroniques et à répétition de la
muqueuse de la *bouche*, du *pharynx* et des *voies
digestives*, dans celles des muqueuses *génitales*
chez les petites filles et qui donnent souvent lieu
à un écoulement leucorrhéique abondant, dans les

---

(1) *Traité pratique et descript-f des maladies de la peau*, par Hardy.
Paris 1886, p. 905.

engorgements et les *hypertrophies* des ganglions lymphatiques de la région *cervicale*, du bas-ventre, des aisselles, des aines, des mamelles, etc.; dans les *abcès* de longue durée du tissu cellulaire, les *tumeurs blanches*, les *ostéites* et les *nécroses scrofuleuses*, les ulcérations profondes et atoniques, et les principales maladies de la peau, que Bazin et Hardy ont comprises sous le nom de *scrofulides*.

Nos Eaux thermales de Salins-Moutiers, dans ces nombreuses manifestations de la scrofule, me semblent préférables aux *bains de mer*, surtout quand il s'agit des enfants. En effet, à Salins, la réaction se fait naturellement, sans effort et sans dépasser le but ; il n'y a pas à craindre ici, comme à la mer, pour les enfants jeunes et déli-cats, des phénomènes congestifs inquiétants vers les organes internes et une déperdition de calorique souvent dangereuse ; d'ailleurs, l'air pur et vivifiant de nos montagnes est beaucoup mieux supporté que l'atmosphère maritime, en général trop excitante pour les enfants.

Je m'estime heureux d'étayer mon opinion sur le haut témoignage du savant médecin de l'hôpital des enfants malades de Paris, le docteur Jules Simon qui, dans ses récentes conférences thérapeutiques et cliniques sur les maladies des enfants, n'hésite pas à défendre l'usage des bains de mer, quand les contre-indications suivantes existent :
« Trop jeune âge (enfant au-dessous de trois

« ans); nervosisme, irritabilité cérébrale, cérébro-
« spinale, névropathie, hystérie, épilepsie, chorée
« dans la période aiguë, rhumatisme articulaire,
« musculaire, synovial, maladies du cœur, du
« péricarde ; affections cutanées, dermatoses,
« même les scrofulides ; maladies des yeux, des
« oreilles ; susceptibilité de la muqueuse des
« voies respiratoires, bronchite, asthme ; albumi-
« nurie aiguë et chronique, maladie de Bright,
« néphrite calculeuse ; affections organiques de
« tous genres, cancer, tubercules, etc., et généra-
« lement toutes les maladies aiguës et fébriles.....
« Les bains de mer, ou même seulement l'atmos-
« phère maritime, rendraient les plus mauvais
« services aux enfants qui en sont atteints (1). »
  Il préfère, dans ces cas-là, les eaux minérales
chlorurées, qui conviennent dans toutes les manifestations de la scrofule, qu'on ne peut traiter par
les bains de mer. « Vous pouvez, dit-il plus bas,
« diriger vos scrofuleux vers Salins-Moutiers
« (Savoie), dont les eaux chlorurées sont fortes
« (11 grammes par litre), d'une température de
« 35°, et contiennent, en outre, comme toutes les
« eaux similaires, de l'iode, de l'arsenic et du fer.
« Elles peuvent remplir les mêmes indications
« que les eaux de Salins du Jura. »
  A certains enfants scrofuleux, *obèses* et *bouffis*,
mon éminent confrère conseille les Eaux de

(1) *Conférences sur les maladies des eafants.* Paris, 1884, t. II,

Brides (Savoie), à deux pas de Salins-Moutiers ; je me permettrai, à ce sujet, de lui faire observer que si ces enfants se trouvent bien de ce traitement, ils le doivent surtout à l'usage de la boisson tonique et purgative de l'Eau de Brides, *combinée* avec les bains reconstituants et résolutifs de Salins, comme j'ai l'habitude de le pratiquer depuis plus de vingt ans ; en effet, si Brides, le Carlsbad français, combat avec efficacité la pléthore abdominale ; l'atonie, la faiblesse et la tendance aux dépôts strumeux relèvent surtout de Salins-Moutiers.

2° RACHITISME. — ARRÊTS DE CROISSANCE.

Nos Eaux minérales sont également très salutaires dans le rachitisme, cette fréquente maladie de l'enfance qu'il ne faut pas négliger. Nos eaux, qui sont toniques et reconstituantes, sont en effet très aptes à combattre cette affection qui, en définitive, est due à un défaut de nutrition (1). Chaque année nous constatons des effets merveilleux (et nos rapports officiels en font foi), dans les cas de *débilitation générale* chez les enfants, de disposition à l'*incurvation* des membres ou de toute autre partie de la charpente osseuse, de *retard*, d'*arrêt de développement* de l'organisation entière. « Elles métamorphosent, dit le docteur Empis,

---

(1) *Cenni popolari sul Rachitismo del prof. A. Gamba, Torino* 1877.

« membre de l'Académie de médecine, les enfants
« faibles, débiles, *rachitiques* qui ne peuvent se
« soutenir, en leur communiquant l'animation,
« les forces et la vie (1). »

Les arrêts de croissance, d'après le docteur
Dailly (2), sont surtout produits par les privations
relatives, le travail cérébral, l'exercice prématuré
et le séjour des villes ; nos Eaux chlorurées sodiques chaudes, arsenicales et ferrugineuses, situées
au milieu des Alpes, dont l'air est pur et vivifiant,
donnent un coup de fouet favorable à ces organi-
sations paresseuses ou endormies, en déterminant
une plus grande activité dans les échanges cellu-
laires et en faisant prédominer l'assimilation sur
la désassimilation.

3° MALADIES DU SYSTÈME NERVEUX.

Parmi les affections du système nerveux qui
sont le plus heureusement influencées par nos
Eaux de Salins, il faut mettre les paralysies au
premier rang, et principalement les paralysies
sans altération des centres nerveux *(sine materiâ)* ;
elles sont également salutaires dans les paralysies
d'origine cérébrale ou médullaire, mais seulement
lorsque les accidents congestifs ou inflammatoires
sont dissipés. Ce sont surtout les paralysies
*réflexes, rhumatismales, métastatiques, par l'épui-
sement nerveux* et *l'anémie,* qui bénéficient de
l'action bienfaisante de nos Eaux ; les paralysies

---

(1) *Rapport officiel* fait à l'académie de médecine pour 1857
(2) *Dictionnaire encyclopédique,* de Dechambre, t. XXVIII, p. 400.

infantiles, diphtériques et *amyotrophiques* sont également heureusement modifiées par leur usage prolongé ; j'en possède plusieurs observations.

Dans les maladies purement nerveuses, qui constituent la grande famille des *névroses* et des *névropathies* si fréquentes de nos jours, nos Eaux seront indiquées toutes les fois que ces affections seront sous la dépendance de la *faiblesse vraie* et de l'*anémie* ; on les évitera, au contraire, quand il y aura prédominance de l'*irritation cérébrale* ou *spinale* qui n'existe que trop souvent chez les enfants ; dans ce cas, nos Eaux seraient plutôt nuisibles.

4° AFFECTIONS RHUMATISMALES ET CUTANÉES.

Je réunis dans le même article les affections rhumatismales et cutanées, parce que ces deux espèces pathologiques ont souvent un point de départ commun, la suppression de la transpiration cutanée.

Nos Eaux de Salins-Moutiers, par leur température élevée et leur puissante minéralisation, agissent énergiquement sur la peau, rétablissent ses fonctions sécrétoires et exercent un mouvement excitateur révulsif sur toute l'enveloppe du corps ; les effets salutaires de nos eaux seront surtout plus marqués si les rhumatismes se rattachent à l'anémie, à la faiblesse, à une constitution lymphatique ou scrofuleuse, comme je l'écrivais déjà en 1869. C'est également l'opinion du docteur Jules Simon, médecin de l'hôpital des enfants malades, de Paris, que je trouve dans ses belles conférences déjà citées, et que je me fais un plaisir de reproduire textuellement :

« A Salins-Moutiers, les Eaux chlorurées fortes
« jouissent d'une température de 35°, parfaitement
« appropriée au but qu'on se propose ici. Entre
« autres faits qui m'ont beaucoup frappé, j'ai envoyé
« à Salins-Moutiers des jeunes enfants de dix à
« douze ans, atteints de synovites chroniques fon-
« gueuses autour de l'articulation tibio-tarsienne.
« Dès la première cure, nous avons obtenu une
« notable amélioration. L'année suivante, la syno-
« viale et la jointure reprenaient leur souplesse,
« leur liberté de mouvements et presque leur
« apparence extérieure. A peine restait-il un peu
« de gonflement péri-articulaire non douloureux.
« La guérison a été définitive. Les malades n'ont
« pas été perdus de vue depuis trois ans. L'une
« d'elles, grande fille de treize ans passés, m'ins-
« pirait les plus vives inquiétudes. Son aspect
« lymphatique, la mollesse de ses chairs, jusqu'à
« certains accidents collatéraux, tout faisait re-
« douter le développement d'une tumeur blanche.
« L'articulation tibio-tarsienne restait chaude,
« empâtée, et les gaines des tendons autour des
« malléoles présentaient également les signes d'une
« inflammation fongueuse. L'affection avait apparu
« dans la convalescence d'une rougeole, à la fin
« d'un hiver très débilitant pour cette intéressante
« malade. Une des gaines synoviales se mit à
« suppurer. Le tableau, comme vous le voyez, était
« fort sombre. Salins-Moutiers en eut raison. En

« trois semaines, les régions malades étaient
« méconnaissables (1). » On comprendra que je
n'ajoute rien à cet éclatant témoignage d'un des
maitres de la science, si ce n'est qu'il est l'expression exacte de la vérité.

Il en est de même dans les maladies de la peau,
si celles-ci sont entées sur un fond *lymphatique*
ou *scrofuleux*, s'il y a *inertie* des fonctions cutanées; nos Eaux thermales de Salins-Moutiers
produisent d'excellents effets, en redonnant du ton
à l'organe malade, en corrigeant la diathèse qui
sert de *substratum* à l'affection locale, et en recons-
tituant tout l'organisme ; c'est surtout dans les
dartres *sèches* que nos Eaux sont indiquées.

5° MALADIES DE L'APPAREIL GÉNITO-URINAIRE.

Les Eaux de Salins-Moutiers conviennent dans
les maladies du système urinaire caractérisées par
l'atonie et la faiblesse ; elles sont surtout souve-
raines dans les *incontinences nocturnes* d'urine qui
sont si fréquentes chez les enfants et les adolescents, et qui, presque toujours, sont produites par
une faiblesse générale et une sorte de relâche-
ment paralytique du sphincter vésical. Une grande
amélioration se dessine après les premiers bains
et la guérison survient souvent dès la première
année de cure.

Nos Eaux toniques et reconstituantes sont également très efficaces pour combattre et faire dis-

---

(2) *Conférences thérapeutiques et cliniques sur les maladies des
enfants,* par le Dr Jules Simon. — t. II. p. 190-191,

paraître rapidement la *vulvo-vaginite* et la *leucor-rhée* des *petites filles*, ainsi que les *désordres nerveux* qui surviennent souvent chez les enfants adonnés à de mauvaises habitudes.

6° MALADIES CHIRURGICALES.

L'efficacité des Eaux de Salins-Moutiers est également bien reconnue dans les affections dites *chirurgicales*, telles que les suites d'*anciennes fractures*, de *luxations*, dans les plaies d'*armes à feu* invétérées, dans les *ulcères chroniques*, les *nécroses*, les *caries*, les *tumeurs blanches*, les *coxalgies*, surtout lorsque domine la diathèse scrofuleuse. J'ai obtenu, à Salins-Moutiers, des résultats merveilleux, chez les enfants et les adolescents, dans les *coxalgies à leur déclin*, alors que, après une immobilisation plus ou moins longue, il ne reste plus qu'à remédier à l'atrophie du membre malade, et à donner une vive impulsion aux fonctions générales de l'organisme débilité par la longue durée du traitement antérieur ; je ne parle pas seulement de la coxalgie *spasmodique* ou *hystérique*, mais aussi de la *coxalgie suppurée*, beaucoup plus grave, à laquelle la cure thermale de Salins-Moutiers fait le plus grand bien... Nos Eaux chlorurées chaudes agissent ici comme un modificateur héroïque de la constitution plus ou moins lymphatique des jeunes sujets ; les empâtements de l'articulation malade disparaissent rapidement sous l'influence tonique et résolutive des eaux, les membres malades reprennent

des forces, et l'organisation réconfortée et *remon-
tée* voit se rétablir l'intégrité de ses fonctions.

ANÉMIE. — CHLOROSE.

Avant de clore la série des maladies dans lesquelles est indiqué l'usage des Eaux de Salins, je
ne dois pas omettre une affection qui, par quelques auteurs, a été élevée au rang d'une entité
morbide, et qui par d'autres, n'est considérée
que comme un symptôme commun à une foule
d'affections diverses, je veux parler de l'*anémie*
qui est *primitive*, ou le plus souvent *secondaire*,
qu'elle consiste dans la diminution de la masse
de sang (oligaimie), dans la perte des globules
rouges (anémie globulaire), dans la diminution du
plasma, dans un excès d'eau (hydrémie), ou dans
l'appauvrissement du sérum en principes albumi-
neux (anémie albumineuse), ou dans une oxydation
insuffisante du sang (anoxémie de Jourdanet),
l'anémie, en définitive, est une altération du fluide
sanguin, indiquant son appauvrissement et son
inaptitude à entretenir la nutrition et à réagir
convenablement sur le système nerveux. Cette
maladie est plus fréquente qu'on ne le croit chez
les enfants et les adolescents, et comme le dit
excellemment le savant professeur de clinique
médicale de Paris, le docteur Potain, l'aptitude à
devenir anémique commence pour l'homme avec
la vie : « L'anémie, dit-il, n'épargne aucune des
« périodes de la vie, elle y change seulement de
« cause, de forme et d'aspect : inanition chez le

« nouveau-né, dans la deuxième enfance, elle de-
« vient le plus souvent *lymphatisme* ; vers la
« puberté, elle se fait *chlorose*, et dans l'extrême
« vieillesse, elle se confond avec la décrépi-
« tude (1) » ; sans partager l'opinion évidemment
exagérée du docteur Nonat qui affirmait que
depuis l'âge d'un an jusqu'à douze, sur dix
enfants, huit au moins sont chloro-anémiques,
aussi bien à la campagne que dans les grandes
villes (2), il est un fait certain que la jeune génération actuelle, déjà faible naturellement s'anémie
toujours davantage par suite des nouvelles mé-
thodes d'éducation qui produisent un surmenage
intellectuel inutile et surtout incompatible avec
une bonne santé.

Quoiqu'il en soit, l'anémie est un état grave
qu'il faut combattre principalement dans le jeune
âge, si l'on veut éviter de plus grands maux, car
en somme, il s'agit du sang, cette *chair coulante*
qui constitue la vie. Parmi les moyens les plus
propres à triompher de cette affection, il faut mettre
au premier rang l'air *pur, sec et libre* comme celui
des montagnes ou plutôt des altitudes moyennes
(D᷉ Potain) ainsi que l'usage des eaux minérales
ferrugineuses et chlorurées : Salins-Moutiers réu-
nit admirablement ces deux conditions, d'abord,
par sa magnifique situation dans les Alpes, à
500 mètres d'altitude, et ensuite par les qualités

---

(1) *Dictionnaire encyclopédique*, t. IV de la 1ʳᵉ série.
(2) *Bull. de l'académie de Méd.* oct. 1859.

précieuses de ses Eaux minérales qui, en même temps qu'elles sont *chaudes* sont fortement *chlorurées, ferrugineuses* et *arsenicales.*

En suivant le classement des anémies du professeur Germain Sée, dans ses brillantes leçons de pathologie expérimentale (1), je dirai donc que nos Eaux de Salins-Moutiers sont employées avec succès :

1° Dans les *anémies* par *déperditions*, qu'on observe à la suite d'hémorrhagies, de flux muqueux chroniques, de suppurations prolongées.

2° Dans les *anémies* de *privations*, d'origine *respiratoire* ou *alimentaire*, par *épuisement nerveux* ou *nervo--musculaire.*

3° Dans les *anémies* d'origine *diathésique* et *toxique*, comme les anémies *rhumatismales, scrofuleuses, rachitiques, syphilitiques*, les anémies des convalescents à la suite de longues maladies, comme la diphtérie, la fièvre typhoïde, etc.-

4° Dans les *chloroses* qui ne comprennent pas seulement la *chlorose de la puberté*, vulgairement appelée *pâles couleurs*, mais les diverses chloroses qui affectent l'enfance et le jeune âge, aux époques difficiles de la dentition, du sevrage, de la croissance. A ce propos, il est de la plus haute importance de bien distinguer la chlorose *vraie* des *fausses chloroses* qui sont l'expression d'une affection latente grave [des organes respiratoires ; dans ce dernier cas, nos Eaux stimulantes

---

(2) *Du sang et des anémies.* Paris, 1867.

sont nuisibles comme toutes les préparations ferrugineuses ; elles seront, au contraire, très utiles
dans toutes les anémies et chloroses vraies, en
restituant au sang les principes qui lui manquent,
tels que le fer, le chlorure de sodium, etc, et
par leur action éminemment tonique et reconstituante, elles impriment un nouvel essor à l'organisme, de façon que le retour à la santé est bientôt le couronnement de leur action bienfaisante.

V

CONTRE-INDICATIONS

Les Eaux thermales de Salins-Moutiers [étant
toniques et reconstituantes sont naturellement
contre-indiquées dans toutes les [affections aiguës
et dans toutes les maladies qui sont accompa-
gnées d'un état fébrile. Ces Eaux ne doivent pas
être employées chez les sujets prédisposés aux
congestions viscérales, surtout aux congestions
du cerveau et du poumon ; on s'en abstiendra
absolument dans les maladies de poitrine, dans
les affections organiques des gros vaisseaux, dans
les hémorrhagies actives, et [dans tous les cas de
fièvre hectique et de marasme fort avancé, ainsi
que dans les cas d'*irritation cérébrale et spinale*.

On n'en usera qu'avec une grande circonspec-
tion dans les affections nerveuses, caractérisées
par une irritabilité excessive et par des accidents
convulsifs ou spasmodiques trop prononcés.

En un mot, les Eaux de Salins sont contre-indiquées, toutes les fois qu'il y a *inflammation, état*

fébrile ou *excitabilité nerveuse excessive.*

On voit donc par ce qui précède combien est riche et belle la part de propriétés thérapeutiques dont la nature a doué nos Eaux de Salins-Moutiers. Succédanées des eaux de mer sur lesquelles elles ont l'avantage de la thermalité, analogues aux eaux chlorurées les plus renommées de la France et de l'Allemagne, auxquelles elles sont supérieures par leur chaleur naturelle, la richesse variée de leur minéralisation et leur situation exceptionnelle au milieu des Alpes, à côté de la station thermale renommée de Brides-les-Bains, nos Eaux de Salins-Moutiers ont un brillant avenir devant elles, parce qu'elles s'adressent à une classe de maladies malheureusement trop fréquentes de nos jours, en un mot, à toutes les affections qui sont caractérisées par l'*atonie* et la *faiblesse.* La jeune génération actuelle, comme nous l'avons dit plus haut, surtout dans les grands centres de populations, porte le cachet d'une profonde *anémie;* il lui faut donc une médication tonique et reconstituante pour la retremper et lui infuser une nouvelle vie ; on trouvera cette médication héroïque dans les Eaux *thermales chlorurées ferrugineuses, arsenicales* de *Salins-Moutiers,* situées dans une magnifique contrée alpestre dont l'air pur et vivifiant vient s'ajouter à l'action bienfaisante des Eaux.

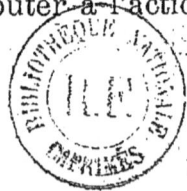

———

238

www.ingramcontent.com/pod-product-compliance
Lightning Source LLC
Chambersburg PA
CBHW070749220326
41520CB00053B/3481